# TROIS JOURS

# D'HOMOEOPATHIE

## A L'HOTEL-DIEU DE MARSEILLE

PENDANT

### LE CHOLÉRA DE 1855

PAR

### LE DOCTEUR A. CHARGÉ

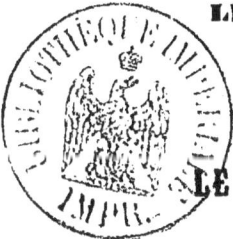

## PARIS

IMPRIMERIE DE SIMON RAÇON ET COMPAGNIE

RUE D'ERFURTH, 1

—

1857

# TROIS JOURS

# D'HOMŒOPATHIE

## A L'HOTEL-DIEU DE MARSEILLE

## PENDANT LE CHOLÉRA DE 1855

Messieurs,

L'année dernière, à cette époque-ci, le choléra régnait une fois de plus à Marseille; la consternation était grande, soit à cause du mal présent qui augmentait chaque jour, soit par le souvenir d'une épidémie récente qui n'avait été que trop meurtrière; en ville, les familles étaient désolées; à l'Hôtel-Dieu, sur quatre-vingt-treize admissions on comptait déjà cinquante-six décès; partout la population émue allait se répétant les succès qu'elle savait avoir été obtenus, il n'y avait pas bien long-temps, par la médecine homœopathique. Ce fut alors que, sans provocation aucune de notre part, M. le maire de Marseille nous fit l'honneur de nous adresser la lettre suivante :

Marseille, le 31 août 1855.

Monsieur,

La réapparition du choléra à Marseille *fait un devoir* à l'administration municipale de rechercher les meilleurs moyens de combattre ce fléau contre lequel les ressources de l'art médical sont trop souvent impuissantes.

L'un de ces moyens serait d'appliquer aux malades cholériques le traitement prescrit par le système de l'homœopathie.

J'ai l'honneur de vous proposer, monsieur, de vouloir bien concourir à cette expérimentation faite *en vue du bien général et dans un intérêt d'humanité.*

Si vous acceptez, *comme j'le pense,* la proposition que j'ai l'honneur de vous faire, une salle spéciale à l'Hôtel-Dieu sera mise à votre disposition. Là vous pourrez soigner et faire soigner par des médecins de votre choix les malades cholériques qui seront conduits dans cet établissement. Vous vous entendrez avec messieurs les administrateurs des hospices sur les moyens à employer pour que les malades arrivant avec les symptômes cholériques soient dirigés, soit sur la salle qui vous sera confiée, soit sur les autres salles placées sous la surveillance des médecins ordinaires de l'Hôtel-Dieu, sans que les médecins de l'une et de l'autre méthode puissent choisir les malades.

Peut-être cette expérimentation, faite de bonne foi, pourra-t-elle jeter quelque jour sur une question qui divise tant de bons esprits et à la solution de laquelle l'humanité tout entière est intéressée. Je serais heureux, pour ma part, d'avoir contribué, en quelque chose, à un résultat si désirable.

Agréez, etc.

Signé : le Maire de Marseille.

Je vous ai donné lecture de cette lettre, parce que l'on ne saurait apprécier justement les débats qui vont suivre, ni résoudre la première question qui s'élève, si l'on ne connaissait les termes précis dans lesquels la proposition nous avait été faite.

Devions-nous accepter?

Plus tard, nos amis même nous ont reproché d'avoir cédé trop vite à un premier entraînement et de nous être ainsi compromis en posant trop légèrement le pied sur un terrain évidemment hostile. Oui, les agitations nouvelles qui se sont faites autour de nous pour troubler notre repos n'autorisent que trop cette manière de voir; mais, qu'on y prenne garde, une trop grande réserve aurait eu ses dangers et de pire nature; il y a dans la vie de ces moments solennels, et pour le médecin quel moment plus solennel que celui où la mort plane sur toute une population? où, si grand que soit le danger, si monstrueux que soit l'écueil qui se dresse devant vous, il y a de l'honneur à se précipiter étourdiment au-devant d'un devoir à accomplir.

Non, nous ne pouvions pas rester froids et insensibles devant l'appel de M. le maire de Marseille sans abjurer notre passé. A quoi nous eût-il servi de lutter avec tant de vigueur depuis vingt ans pour la défense de notre thérapeutique, à quoi bon avoir déployé dans les épidémies précédentes tant de zèle et tant de dévouement, si nous devions reculer au moment où une autorité bienveillante venait à nous de son propre mouvement? C'eût été paraître douter de nous et compromettre volontairement les affirmations que nous avions émises et qui, malgré la violente opposition dirigée contre elles, subsistent encore appuyées sur des preuves irréfutables.

Que nous demandait M. le maire? Il est important de distinguer. Était-ce d'établir un parallèle entre des écoles rivales? Étions-nous appelés à comparaître devant un tribunal compétent pour juger de toutes les questions qui s'agitent entre nous et nos collègues dissidents? Non, certes, entre l'administration municipale de Marseille et nous il ne pouvait être question d'un procès scientifique.

En faisant appel à notre concours, M. le maire n'avait d'autre but, et il nous le dit positivement alors, que celui d'assurer à ses administrés les ressources d'une thérapeutique dont autour de lui chacun exaltait les bienfaits. Ce but était trop honorable pour que nous-même nous ne désirassions pas qu'il fût atteint.

Nous étions sollicités, *en vue du bien général et dans un intérêt d'humanité*, à combattre le fléau *contre lequel les ressources de l'art médical sont trop souvent impuissantes*. L'argument que l'on faisait valoir à nos yeux n'était donc pas un argument scientifique; c'était un argument d'humanité. On ne nous disait pas: Venez comparer les résultats de l'homœopathie avec ceux de la médecine ordinaire; on nous disait: Les ressources de l'art médical sont trop souvent impuissantes; nos malades meurent; venez travailler à en sauver le plus grand nombre. Il n'y avait rien de plus honorable que d'aller

en avant, et c'est ce que nous fîmes spontanément, unanime-
ment, mes collègues et moi.

Mes collègues étaient les docteurs Sollier, Rampal, Gillet et
Couillet.

La lettre de M. le maire m'était parvenue le 31 août à neuf
heures du soir; le lendemain, 1ᵉʳ septembre, à huit heures du
matin, j'avais l'honneur d'être reçu par notre honorable ma-
gistrat, à qui j'exprimai l'intention, bien arrêtée par nous, de
nous rendre à ses désirs.

Je compris dans cette visite même que toute autre réponse
eût été impossible, et mon opinion d'alors est encore celle
d'aujourd'hui.

Animé du plus louable empressement, M. le maire me proposa de nous rendre immédiatement à l'Hôtel-Dieu. J'acceptai,
et là, après un court entretien avec un des plus dignes membres de l'administration des hospices civils, il fut décidé que
deux salles, une pour les hommes, une pour les femmes,
allaient être disposées pour notre service.

Inutile d'ajouter qu'il fut bien convenu que tout ce qui était
nécessaire pour assurer le service matériel, tels que lits appro-
priés, couvertures de laine, infirmiers, tout enfin devait nous
être abondamment fourni suivant nos besoins. Nous deman-
dâmes deux élèves au moins, et deux élèves nous furent pro-
mis. Il restait à décider le mode d'admission des malades.
M. le maire lui-même proposa de me donner les chiffres pairs
et de laisser pour les autres services les chiffres impairs. Ceci
me parut exiger qu'il y eût constamment à la porte de l'Hôtel-
Dieu un surveillant d'une impartialité reconnue, et comme je
sentais très-bien que nous n'avions à notre disposition qu'un
faible personnel, comme aussi, en suivant ce mode d'admission, les malades pouvaient être exposés à entendre s'élever des
débats sur la nature de leur maladie ou sur la gravité de leur
position, je préférai (et je reconnus plus tard que j'avais eu
tort) que chaque salle eût son jour de réception.

Dès le lendemain nous entrâmes en fonction.

Du 2 septembre, six heures du soir, au lendemain à la
même heure, entrèrent dans nos salles 8 hommes et 4 femmes ; total 12, dont 9 morts et 3 guérisons.

Sur ces 12 entrants, 3 provenaient des salles de l'Hôtel-Dieu, et ce n'étaient pas les moins graves.

Examinons :

1° La femme Michaud (Joséphine), âgée de vingt-neuf ans, était depuis vingt jours couchée à la salle des fiévreuses, affectée de fièvre typhoïde très-intense, et sa maladie touchait si peu à son terme que jusqu'à ce moment la diète avait été forcément absolue. Une ou deux fois le médecin avait prescrit l'eau de poulet, mais toujours cette eau de poulet avait dû être suspendue aussitôt, à cause de la diarrhée qu'elle provoquait chaque fois. Cette pauvre malheureuse, confinée dans son lit depuis plus de vingt jours, et trois fois épuisée par la maladie et par une diète démesurément prolongée, était évidemment exclue de toutes les conditions qui auraient pu la rendre propre à une expérimentation clinique; mais ce n'est rien encore; il s'est passé quelque chose de plus grave que l'oubli des antécédents : on a mis à la faire transporter dans notre service, après le début de la maladie, un retard qui nécessairement a dû ajouter beaucoup aux dangers de sa position.

A la visite du matin, on constate qu'elle est prise de diarrhée et de vomissements, et ce n'est qu'à la visite du soir qu'elle est déclarée suffisamment cholérique pour mériter d'être portée chez nous. Elle nous arriva dans l'état suivant :

Pouls insensible.

Froid glacial de tout le corps.

Langue froide.

Respiration anxieuse.

Brûlure à l'estomac.

Selles de riz, fréquentes.

Vomissements incessants.

Cette fois c'était bien le choléra, et le choléra enté sur une fièvre typhoïde au vingtième jour, et le choléra qui depuis douze heures suivait, sans être contrarié, sa marche ascendante.

Nous donnâmes *arsenic*. (Quatre heures et demie.)

A huit heures, il y avait du calme, absence de selles et de vomissements.

A onze heures, la malade est tranquille. Il n'y a pas eu la plus petite évacuation.

A onze heures et demie, elle urine assez copieusement.

Qui ne voit là les effets salutaires de l'arsenic? La nuit est bonne, il y a même du sommeil vers les trois heures du matin.

Le 4 septembre, à notre visite du matin (six heures), il n'y a d'autre expression de souffrance qu'une faiblesse extrême.

Eau vineuse, bouillon, telle fut notre prescription.

Le bouillon est refusé; faiblesse plus grande; la malade s'éteint à onze heures et demie.

Ainsi, il est vrai de dire que la femme Michaud est morte dans notre service; mais en vérité peut-on faire peser cette mort sur le compte de l'homœopathie? L'arsenic a été, au contraire, admirable dans ce cas particulier, comme il le fut tant de fois; il a ramené cette femme des portes du tombeau; il a effacé rapidement tous les symptômes cholériques, alors même que nous n'étions presque plus en droit de l'espérer, et l'on voudrait arguer de ce fait contre l'homœopathie! Mais dites plutôt, et cela seul est vrai : Cette femme est venue rendre entre les mains des homœopathes un dernier soupir qu'elle eût exhalé vingt-quatre heures plus tôt si on l'eût laissée dans un service d'où elle n'aurait jamais dû sortir.

2° Vernet (Marie), âgée de vingt ans, par une coïncidence remarquable, était aussi au vingtième jour d'une fièvre typhoïde, couchée à la salle Sainte-Élisabeth.

Le 3 septembre, à la visite du matin (sept heures), elle est angoissée par des vomissements et de la diarrhée qui sont survenus pendant la nuit; on doute encore de l'invasion cholérique, et on s'abstient de la diriger vers nous par une admirable réserve dans le diagnostic! La malade empira nécessairement; il ne pouvait guère en être autrement; nous y gagnâmes ceci, qu'à la visite du soir (trois heures), le doute étant dissipé, elle nous fut remise dans l'état suivant :

Peau froide, même au tronc.

Peau ridée aux mains, sans élasticité.

Langue froide.

Yeux caves.

Soif vive.

Pouls petit, très-petit et dépressible.

Selles, vomissements.

Il est certain qu'il devenait difficile de s'y méprendre, mais il est certain aussi que, si puissante que soit une thérapeutique, elle ne rencontre que trop souvent les limites du possible. La nôtre ne pouvait pas aller jusqu'à ressusciter ce cadavre; d'autres l'eussent-ils fait à notre place?

3° Élisabeth Pons, dix-neuf ans, avait depuis trois jours la diarrhée prodromique du choléra. L'invasion cholérique se prononce le 3 septembre à cinq heures du matin. Ce n'est qu'à midi qu'elle nous est confiée. État :

Cyanose.

Froid glacial de la langue et des extrémités.

Pouls effacé complétement.

Respiration anxieuse.

Crampes.

Les selles et les vomissements sont arrêtés, et pour cause: la mort ne tarda pas à arriver; tout traitement était devenu inutile.

4° L'observation suivante nous dédommagera un peu; c'est celle de la quatrième femme reçue dans la première journée.

Marguerite Mascaillon, âgée de trente-quatre ans, avait la diarrhée depuis trois jours. Dans la nuit du 2 au 3 septembre, les selles deviennent plus fréquentes et plus caractéristiques; en même temps surviennent des vomissements et des crampes. Nous la recevons à dix heures et demie du matin.

La feuille d'entrée porte : Voix éteinte, yeux caves, froid glacial, respiration faible, pouls presque insensible, filiforme, (cent quatre). — Quatre jours après elle entrait en pleine convalescence.

(Je dépose sur le bureau les observations qui furent recueillies au lit des malades; je passe rapidement pour ne pas lasser votre bienveillante attention; j'ai un si grand besoin que vous veuilliez bien m'écouter jusqu'au bout!)

J'ai à vous entretenir des 8 hommes qui furent le complément de notre première journée; 6 ont succombé, 2 ont guéri.

Ont succombé :

1° Mialle (François), qui nous arriva à l'agonie après six jours de maladie et de traitement. Ce traitement seul, par droit d'aînesse, au moins, est responsable du dénoûment.

L'état du malade, au moment de son entrée, était celui-ci :
Cyanose.

Peau fortement ridée sur la face des mains et des doigts, sans élasticité.

Voix éteinte.

Froid glacial de la langue et de tout le corps.

Crampes aux mains.

Pouls presque insensible, à cent huit.

Respiration suspirieuse, vingt-quatre inspirations par minute.

Avais-je tort de vous dire que le malade était à l'agonie?

2° Georges Geoffroy, qui séjourna à peine quatre heures dans nos salles, ne devait-il pas infailliblement succomber?

Quand il nous fut apporté il avait :

Yeux caves.

Cyanose.

Froid glacial.

Peau de la face dorsale des mains ridée, sans élasticité.

Pouls effacé.

Respiration difficile.

Anxiété.

Le malade se découvre sans cesse.

Ce n'était plus là un malade; c'était un cadavre.

3° Pourrai-je appeler d'un autre nom Pallanca (Thomas), âgé de quarante-sept ans, qui, après trois jours de diarrhée incessante accompagnée de crampes et de vomissements, nous fut confié le 3 septembre, à trois heures du soir, dans l'état suivant :

Pouls effacé.

Froid glacial et universel.

Cyanose complète.

Langue froide.

Respiration courte et fréquente.

Anxiété, soif vive.

Selles rougeâtres.

Il n'y avait plus de réaction possible; quatre heures après, le malade n'était plus.

4° Celui-ci, Salvigo (Jacques), marin, âgé de vingt-sept ans, après vingt-quatre heures de choléra confirmé, présente à notre observation le facies cholérique au plus haut degré :

Cyanose.

Pouls à peine sensible, très-dépressible et fréquent (cent seize).

Refroidissement général.

Crampes très-rapprochées.

Vingt-quatre heures de choléra confirmé avant le commencement du traitement !

N'est-ce donc rien qu'une perte de temps aussi considérable dans une maladie qui, au *summum* de l'épidémie, conduit si rapidement à la mort ?

5° Celui-là, Dahon Beauregard, âgé de vingt ans, de constitution frêle et délicate, nous arrive ncore après douze heures de maladie, et son état n'était gu  noins pitoyable :

Froid glacial des membres et   tronc.

Pouls insensible.

Cyanose.

Langue froide.

Yeux caves.

Crampes.

Respiration difficile, anxieuse.

Absence d'urines.

Diarrhée et vomissements.

Qu'on lise avec soin cette observation, rédigée heure par heure, et on sera obligé de convenir que, si la mort l'emporta sur nous dans ce cas, nous eûmes du moins la satisfaction de lutter contre elle *quatre jours* entiers, et cette lutte rend tout autre témoignage que celui de notre impuissance.

Enfin, deux malades ont survécu :

1° Adam (Jules), qui depuis vingt-quatre heures était couché dans la salle des fiévreux, où il était entré pour une diarrhée que nous eussions appelée, nous, sans hésitation, cholérique, et dont l'origine et la nature, nous dit-on, en nous remettant le malade, étaient inconnues.

Le 3 septembre, à dix heures du matin, nous relevions chez lui les symptômes suivants :

Yeux caves.

Crampes douloureuses et continues.

Refroidissement général.

Suppression des urines.

Voix éteinte.

Pouls à peine appréciable.

Le 8 septembre, cinq jours après, il supportait les aliments. Bientôt il sortit guéri.

Cette guérison est assez remarquable pour qu'elle n'eût pas été dédaignée partout ailleurs que dans un service homœopathique.

2° Enfin, Millot (Pierre), marin, âgé de seize ans, pauvre enfant abandonné qui entre à l'Hôtel-Dieu le 2 septembre, à neuf heures du soir, si cruellement frappé que M. l'aumônier s'empresse de lui administrer les derniers sacrements.

Cinq heures s'écoulent avant qu'on lui donne les premiers soins. — Pourquoi? me direz-vous. Parce que c'était le premier jour de notre service, que nous avions quitté l'Hôtel-Dieu longtemps après l'heure arrêtée de notre visite, rien ne pouvant nous y retenir : il n'y avait pas de malade.

Pierre Millot arrive le premier; l'élève est absent dans ce moment-là, et chacun de s'abstenir. Le malade était voué à l'homœopathie; si au moins on eût pris la peine de nous faire prévenir !

L'élève ne rentre qu'à deux heures du matin, et l'enfant était là depuis neuf heures du soir.

Yeux caves.

Pouls fréquent et petit (cent quatre).

Respiration à vingt-huit inspirations par minute.

Urines supprimées depuis vingt-quatre heures.

Langue froide, nez froid.

Refroidissement général, peau ridée sur la face dorsale des mains et à l'extrémité des doigts.

Voix voilée.

Douleur très-vive à l'épigastre.

Diarrhée aqueuse, vomissements aqueux.

Tel était son état; le diagnostic n'était pas équivoque; le pronostic nécessairement fâcheux.

Permettez que je vous lise cette observation telle qu'elle fut rédigée dans ces heures d'angoisse ; elle vous donnera une idée de notre pratique et la mesure de notre dévouement : •

On insiste sur l'esprit de camphre pendant une demi-heure, de cinq en cinq minutes, puis on donne *verat*.

Six heures du matin. Les évacuations ont cessé, mais grande agitation, besoin de se découvrir, froid glacial de la langue ; pouls filiforme (cent trente).

Oppression, anxiété, cyanose aux lèvres et au menton, douleur brûlante à l'épigastre, qui lui arrache des cris et lui fait désirer la mort.

Soif très-vive. *Ars.* en solution, une cuillerée tous les quarts d'heure.

Sept heures et demie. Le malade est calme et ne veut plus mourir ; à la douleur de brûlure qui tourmentait atrocement le malade a succédé une sensation de pression que le toucher aggrave. Bien-être général, les doses d'*arsenic* sont un peu éloignées.

Onze heures. Selle aqueuse. *Verat.*

Trois heures. Absence complète de douleur épigastrique. Le malade est tranquille ; nouvelle selle.

Trois heures et demie. Deux selles, coup sur coup, blanchâtres, sans urines. *Verat.*

Six heures du soir. Grande altération. *Arsenic.*

Dans la nuit, le malade s'agite beaucoup, demande à boire à grands cris et il échappe plusieurs fois à notre surveillance, il se lève pour courir à une cruche d'eau déposée assez loin de son lit. Il réussit ainsi à avaler une grande quantité d'eau ; malgré cela, il n'a qu'une selle dans la nuit.

4 septembre, six heures du matin. Affaissement à la suite d'une grande agitation, soif vive, langue sèche. *Ars.*

Onze heures. Selle bilieuse.

Midi. Selle bilieuse avec quelques gouttes d'urine.

Une heure. Selle jaunâtre peu abondante.

Trois heures. Selle jaunâtre, soif vive, angoisse, il demande vivement à boire ; sommeil d'une heure, et, au réveil, pouls relevé fortement, chaleur prononcée, l'*arsenic* suspendu. Eau sucrée pour boisson.

Cinq heures un quart. Selle jaunâtre avec émission abondante d'urine, moins de soif, moins d'agitation.

Cinq heures trois quarts. Selle jaune et légèrement liée.

Sept heures. Réaction modérée. Eau sucrée.

Huit heures un quart. Petite selle un peu plus liée que la précédente.

Dix heures. Forte agitation, soif vive, chaleur intense qui le dévore, dit-il; pouls fort et fréquent. *Ars.*

Dix heures et demie. Nouvelle selle liquide.

5 septembre, minuit. Il est plus calme, pas de selle, pas de médicament.

Une heure. Même état.

Trois heures. Il dort.

Quatre heures et demie. Agitation, soif ardente, brûlure épigastrique. *Ars.*

Cinq heures et demie. Une selle colorée abondante; il urine copieusement.

Six heures du matin. *Ars.* est alterné avec du bouillon de poulet. Dans la journée, on observe un peu de stupeur; langue sèche, gargouillement à la pression abdominale, céphalalgie, pouls faible. *Ars.* est continué.

Six heures du soir. La langue est plus sèche, d'un rouge vif; pouls fébrile, chaleur sèche à la peau, stupeur plus prononcée. *Aconit.*

6 septembre, six heures du matin. La nuit a été assez bonne; le matin, la langue est moins sèche; pouls moins fébrile, pourtant il a encore cent quatre pulsations; stupeur plus légère; l'*aconit* est continué de trois en trois heures. Eau de riz pour boisson.

Six heures du soir. Tout symptôme typhoïde a disparu. Quelques cuillerées de bouillon.

7 septembre, six heures du matin. La nuit a été bonne; deux selles non diarrhéiques; le malade a uriné plusieurs fois très-abondamment. Bouillon répété.

Six heures du soir. Bonne journée.

8 septembre. Nuit excellente. Potage.

9 et 10 septembre. Le mieux se continue. Le malade sort le 11 en parfait état.

L'histoire de notre premier jour est terminée : c'était la plus longue.

Avant d'aller plus loin, indiquons quelques faits qui déjà vous ont tout naturellement frappés.

Nous avons eu exclusivement à traiter des malades qui, depuis plusieurs heures, avaient atteint et même dépassé la période la plus grave du choléra ; or, que ces malades n'aient pu être guéris, cela est en harmonie parfaite avec l'observation des praticiens de toutes les écoles. Ce n'est pas pour rien que, nous aussi, nous avons dès longtemps insisté sur la nécessité de donner aux cholériques les secours les plus prompts, les plus immédiats, et j'ajoute les plus continus.

Tous nos malades nous sont arrivés gorgés de médicaments officiels ou domestiques, et c'était là encore un inconvénient sérieux dont, en bonne justice, il aurait fallu tenir compte ; mais nos détracteurs n'y regardent pas de si près. Il est plus facile de dire qu'il en est toujours ainsi dans les hôpitaux.

Oui, nous le savons très-bien ; il est trop souvent à regretter que dans les hôpitaux les malades laissent empirer leur mal avant d'y entrer. Mais il est des degrés du médiocre au pire, et le pire seul nous était évidemment échu en partage ; c'était là ce qu'il importait de faire ressortir.

Nos services étaient institués pour soigner des cholériques ; on nous impose des fièvres typhoïdes au vingtième jour, et des fièvres typhoïdes si peu voisines de la guérison, que l'on se souvient que, pour une d'elles, l'eau de poulet ne pouvait même pas être tolérée.

De quel droit dénaturait-on ainsi l'esprit de notre institution ? Était-il bien loyal d'ajouter aux attributions déjà si pénibles que la charité seule nous avait fait accepter des difficultés nouvelles et des difficultés si grandes, que la logique la plus vulgaire aurait suffi pour les déclarer à *priori* insurmontables ?

De deux choses l'une : ou l'on affectait de croire aux ressources immenses de l'homœopathie, et, dans ce cas, on dépassait étrangement le but ; à force d'exagération on était ridicule ; où l'on prétendait réellement arriver à connaître ce que ferait l'homœopathie dans le traitement du choléra, avec l'arrière-pensée de préparer des éléments de comparaison, et alors, par pudeur au moins, on aurait dû s'abstenir de faire sortir de la salle des fiévreux des cadavres qui ne pouvaient plus aider en rien la solution d'une question de thérapeutique, et qui n'offraient même plus aux yeux de la science d'autre valeur que la valeur d'une autopsie.

Passons au second jour :

7 malades, 6 morts, 1 guérison.

Des six malades qui ont succombé, il en est un encore fourni par l'Hôtel-Dieu, mais, cette fois, avec une variante : il provenait de la salle des blessés.

Si du moins on nous l'eût confié au début de la maladie! Mais la feuille d'observation porte ce qui suit : « Dans la nuit du 6 au 7 (onze heures), coliques et diarrhée; les selles ont été si abondantes et si répétées qu'il n'a pu les compter; vomissements; à trois heures du matin sont arrivées les crampes, qui ne l'ont plus quitté. »

Ce n'est qu'à huit heures moins un quart qu'il est couché dans notre service.

État : cyanose très-prononcée à la face et aux mains.

Froid général.

Peau froide et ridée, sans élasticité.

Yeux enfoncés.

Facies profondément altéré.

Crampes incessantes qui lui arrachent des cris en notre présence.

Grande jactation.

Voix éteinte.

Respiration anxieuse.

Pouls nul. — Il mourut dans la journée; sans être prophète on eût pu le prédire avant de le diriger chez nous.

2° Dupré (Jean-Pierre), âgé de quarante-cinq ans, après une journée tout entière passée à vomir et à pousser des selles caractéristiques, entre dans notre service le 4 septembre, à huit heures et demie du soir.

État : cyanose.

La voix est éteinte.

Les yeux caves et le refroidissement général plus marqué au visage, à la langue et aux mains.

Pouls à peine perceptible.

Crampes aux membres, plus fortes aux membres supérieurs.

Absence d'urine depuis plusieurs heures.

La dernière selle a été poussée dix minutes avant son entrée.

Trois jours nous luttons, et plus d'une fois nous avons l'espérance de réussir, mais il n'en est rien ; le malade succombe le 7 septembre à neuf heures. S'il était vrai qu'avec des riens on pût obtenir de la nature des efforts si réitérés et parfois si consolants, on serait bien coupable, en vérité, de tourmenter les cholériques par des médications incendiaires, comme on le fait ; il arrive si souvent qu'on les brûle sans parvenir à les réchauffer !

3° Jean Dandrely, manœuvre, cinquante ans, conserve sans ménagements, pendant trois jours, une diarrhée à laquelle viennent s'ajouter des crampes et des vomissements.

État, le 5 septembre, à neuf heures moins un quart : Refroidissement général et profond.

Cyanose, surtout aux extrémités.

Langue froide.

Pouls effacé.

Peau ridée aux doigts et aux mains.

Respiration suspirieuse.

Voix éteinte. Tout est inutile. Mort dans la journée.

4° Morello (Jean-Baptiste), journalier, trente-trois ans, est en proie toute la journée du 4 septembre à la diarrhée, aux crampes et aux vomissements. Le lendemain, à une heure et demie de l'après-midi, trente-six heures après l'invasion de la maladie, il nous fut porté dans l'état suivant :

Diarrhée et vomissements incessants.

Crampes à la jambe et à la main gauches.

Douleur vive à l'épigastre.

Pouls insensible.

Yeux caves.

Voix éteinte.

Peau froide et ridée.

Cyanose.

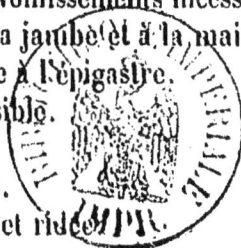

Langue froide et visqueuse.

Respiration suspirieuse. Faut-il s'étonner que la mort soit arrivée deux heures après? Tout autre, à notre place, aurait-il mieux fait que nous?

5° Balestreri (Jean), cordonnier, trente-deux ans, avait une gonorrhée qu'il était en train de traiter par la salsepareille et le sel d'Angleterre. — Depuis trois jours, indisposition caractérisée par un malaise général indéfinissable. Depuis deux jours diarrhée dont il ne tient aucun compte. Le 5 septembre, au matin, diarrhée et vomissements.

Il n'est porté dans notre service qu'à trois heures et demie du soir.

État : Cyanose générale.

Voix complétement éteinte.

Yeux caves.

Pouls insensible

Respiration courte, anxieuse.

Refroidissement des extrémités et au tronc.

Chaleur à peine appréciable.

Peau des pieds et des mains ridée.

Crampes.

Peau sans élasticité.

Suppression des urines depuis la veille.

Bourdonnements dans les oreilles.

Céphalalgie.

Soif vive. — La mort était le seul dénoûment possible, et elle ne se fit pas longtemps attendre.

6° Hélas! même répétition.

La femme Voiron (Joséphine), trente-huit ans, nourrice, malade, dit-on, depuis plusieurs jours, est horriblement souffrante toute la journée du 4, avec vomissements, crampes et diarrhée. Ces symptômes persistent et s'aggravent même pendant la nuit.

Le 5, à midi seulement, elle nous est confiée.

État : Cyanose du visage et des membres.

Yeux caves.

Langue froide.

Peau froide et sans élasticité.

Pouls nul.

Soif ardente.

Voix éteinte.

Respiration suspirieuse.

Diarrhée incessante.

Que faire? La maintenir jusqu'au 7 fut le couronnement de nos efforts, et ce fut encore plus que nous n'osions espérer au début.

7° Rare et précieux dédommagement, le septième malade a guéri! — Delange (Jean-Baptiste), journalier, trente-deux ans. — Les antécédents qu'il nous est possible de recueillir sont les suivants : Indisposition, le 1ᵉʳ septembre, mal caractérisée ; le 3, plusieurs selles; le 4, selles abondantes, vomissements et crampes. Ces symptômes persistent toute la nuit du 4 au 5.

Il a bu de l'eau-de-vie et de l'absinthe.

État, le 5 septembre, à neuf heures du matin :

Refroidissement général, froid glacial à la face, à la langue et aux extrémités.

Respiration suspirieuse.

Pouls faible et fréquent (cent huit).

Yeux caves.

Soif vive.

Torpeur.

Urines supprimées.

Personne se croirait-il en droit d'abandonner un tel malade à la médecine expectante? Assurément non.

Si donc ce malade a guéri, et il a guéri en effet, et sa convalescence a été des plus rapides, donc c'est au traitement suivi et à lui seul que sont dus les honneurs de la guérison.

Voilà tout ce que j'avais à vous dire sur notre seconde journée.

Mais un souvenir me poursuit malgré moi, et je ne résiste pas à le consigner ici. S'il était obscurci par la moindre incertitude, je ne me permettrais pas de le rappeler; mais, bien loin de là, il est vivant comme au premier jour, et je puis l'affirmer en toute sûreté de conscience.

Pendant que mes collègues et moi nous étions dans les corridors de l'Hôtel-Dieu à nous affliger de ce que nous ne rece-

vions dans notre service que des agonisants, M. l'aumônier de
l'Hôtel-Dieu, se mêlant à notre conversation, nous interrompit par ces mots : « C'est d'autant plus étonnant que des huit
malades entrés hier (ce n'était pas notre jour de réception), je
n'en ai pas trouvé un seul qui fût assez malade pour que je
jugeasse convenable de l'administrer, tandis qu'avant-hier et
aujourd'hui (c'étaient là nos jours de réception) j'ai dû mettre,
à accomplir ce pieux devoir, le plus vif empressement, sous
peine de n'y être plus à temps. Voyez plutôt par vous-mêmes,
et jugez quels malades on a comptés hier pour des cholériques. »

Ainsi parlait un homme très-compétent à juger du degré de
gravité que pourraient offrir des cholériques, puisqu'il était à
l'Hôtel-Dieu depuis dix-huit ans, et que pendant ce temps il a
traversé plusieurs épidémies dans l'exercice de son saint ministère. Un homme, un prêtre, qui, par conscience, par devoir,
par besoin, j'oserai dire, ne pouvait dire autre chose que la
vérité. Et, en effet, messieurs, les malades graves, agonisants, ne pouvaient pas être partout, et, s'ils étaient chez nous,
ils ne pouvaient pas être ailleurs ; — la part nous était faite, —
par le hasard, si vous voulez ; mais n'importe d'où vient le coup,
il faut toujours tenir compte de la main qui nous frappait à
notre insu, et ne pas s'étonner que nous n'ayons pas pu aller
en avant, quand se dressaient, à chaque pas, devant nous, les
colonnes d'Hercule.

Au troisième jour de notre présence à l'Hôtel-Dieu, sont dévolus : 7 malades ; il s'en fallut de peu qu'au lieu de 7 nous en
eussions 12 ; je dirai comment ; un mot d'abord sur l'histoire
de ces 7 malades, qui furent les derniers.

1° William Bromly, marin, séjournait dans la salle des protestants depuis le 16 août. Pour quelle affection ? Nous l'ignorons ; mais ce que nous savons très-bien, c'est que le 7 septembre, quand il fut déposé dans nos salles, à dix heures du
matin, l'ensemble des symptômes était celui-ci :

Crampes à la main droite.

Soif peu vive.

Peau des mains ridée.

Cyanose plus marquée aux membres supérieurs.

Langue froide.

Pouls effacé.

Affaissement complet.

Froid général. — Le pouls effacé ne se releva plus, et, quatre heures après, William Bromly était dans le cercueil.

2° Marie Chauvet, entrée à l'Hôtel-Dieu le 26 août pour y être traitée de fièvre typhoïde (décidément la fièvre typhoïde nous en voulait), fut transportée de la salle des fiévreuses dans notre service le 7 septembre à huit heures et demie du matin.

État : Facies profondément altéré.

Visage froid, tout le corps est plus froid encore.

Yeux caves.

Urines supprimées.

Pouls qui ressemble plutôt à un fourmillement très-léger.

Cyanose aux mains.

Voix éteinte.

Crampes.

La mort était si proche qu'en vérité il eût été plus juste d'épargner à cette femme un déplacement inutile pour elle, et, pour nous, dérisoire.

3° Est-ce ma faute si je suis obligé de me répéter à l'occasion de Claire Combet, dont la salle des fiévreuses nous fit encore présent le 7 septembre? et notez bien que cette femme était entrée le 4 pour des vomissements et de la diarrhée, que dans la nuit du 6 au 7 l'état s'était aggravé. On aurait tout aussi bien pu la faire voyager pendant la nuit; mais non, elle nous fut apportée seulement à huit heures du matin.

État : Diarrhée aqueuse.

Facies profondément altéré.

Yeux caves et cernés.

Pouls effacé.

Froid général, langue froide.

Peau ridée et sans élasticité.

Cyanose à la face et aux doigts.

Voix éteinte.

Encore une victime qui bien à tort grossit le chiffre de mortalité qui nous est imputé; mais, au jour de la justice, on s'étonnera de la hardiesse de ces substitutions.

4° Compassion (Marie), dix-neuf ans, domestique, avait la

diarrhée depuis cinq jours. Le 6, au soir, elle est tourmentée
par des crampes continues, des évacuations incessantes accompagnées d'un froid glacial. — Toute la nuit se passe avec je
ne sais quelle médication; le 7 septembre, à neuf heures et
demie du matin, nous la recevons en transcrivant avec douleur sur sa feuille d'entrée :

Froid de glace.

Pouls petit et fréquent.

Urines supprimées.

Plus de selles.

Respiration anxieuse.

Langue froide.

Cyanose.

Crampes.

Yeux caves.

Facies cadavérique.

A deux heures, la malade n'était plus.

5° Vaulpré (Jean), cordonnier, vingt-cinq ans, entra à minuit le 6 septembre dans l'état suivant :

Facies altéré.

Yeux caves.

Froid général très-marqué.

Langue froide.

Selles fréquentes avec vomissements qui se répètent devant
nous.

Crampes douloureuses au côté droit de la poitrine et dans
les membres supérieurs surtout.

Cyanose au visage et aux mains.

La peau des mains est fortement plissée, sans élasticité.

Absence d'urines.

Pouls effacé.

Soif vive, brûlure intérieure.

Voix altérée et éteinte par moments.

Celui-là, au moins, n'avait guère, assurait-on, que neuf heures d'agonie, et nous fûmes portés à le croire à la force de
réaction que nous trouvâmes encore chez lui. A diverses reprises nous pûmes espérer de le sauver, mais ces alternatives
d'amélioration finirent par être vaines, et, dans la nuit du 9

au 10, quatre jours après son entrée, il expira dans le délire.

6° Masson (Louis) nous arriva le 7 septembre, à neuf heures du matin, avec :

Pouls nul.

Refroidissement général plus marqué à la langue et aux extrémités.

Suppression des urines.

Respiration embarrassée.

Soif très-vive.

Cyanose à la face et aux mains.

Anxiété.

Agitation.

Yeux caves, faciès grippé.

Voix éteinte. Bourdonnement dans les oreilles.

Fortes crampes. Douleur vive à l'épigastre.

Oppression. — Le 8 septembre, à six heures du matin, c'est-à-dire moins de vingt-quatre heures après l'entrée, il y a du mieux ; la voix est moins cassée, le pouls est faible, mais régulier, la cyanose tend à s'effacer ; la soif est toujours vive, la douleur épigastrique persiste, mais moins vive. Respiration toujours embarrassée. Température variable.

*L'arsenic* et le *charbon végétal* sont alternés. L'amélioration est lente mais progressive dans la journée.

Le soir il y a émission abondante d'urine, la cyanose est effacée complétement, le pouls est régulier, la chaleur douce, un peu sèche ; la langue est sèche et râpeuse, la respiration embarrassée ; la douleur épigastrique a cédé, mais l'hypocondre droit est douloureux au toucher.

Ainsi tout symptôme cholérique a disparu, mais l'état typhoïde est prononcé. A dater de ce moment, la fièvre s'alluma tous les jours davantage, et c'est à cette dernière affection que le malade succomba le 22 septembre, le quinzième jour du traitement.

Il faut convenir au moins que le traitement avait triomphé des premiers symptômes cholériques, et tenir compte de cette première difficulté vaincue.

Voilà plusieurs fois que nous rencontrons la fièvre typhoïde sur notre passage, soit avant le choléra, soit après ; et nulle

part nos détracteurs n'en ont fait mention ; quelle indigne par-
tialité !

Enfin, et c'est le dernier malade que nous ayons à faire
passer sous vos yeux,

Daniel (Jean), marin, dix-neuf ans, avait la diarrhée depuis
une quinzaine de jours, quand, le 6 septembre, à midi, il fut
saisi de coliques violentes suivies de selles plus rapprochées. Malgré cela il persista à travailler ; dans la nuit il y eut sept à huit
selles coup sur coup, et des crampes qui lui arrachèrent des cris.

État : le 7 septembre, à huit heures et demie du matin, yeux
caves.

Refroidissement plus prononcé aux extrémités.

Langue froide.

Pouls très-petit et fréquent.

Cyanose à la face.

A eu les crampes toute la nuit et le matin encore.

Nausées. Vomissements devant nous.

Soif vive, anxiété.

Urines supprimées depuis la veille au soir.

Le reste de l'observation offre le plus vif intérêt, tant il est
facile d'apprécier à vue d'œil l'action immédiate des médicaments sur la marche de la maladie ; ainsi :

Nous donnons le *veratrum* à huit heures et demie, à neuf
heures selle, eau de riz.

Neuf heures et demie, même selle. Idem à neuf heures trois
quarts (le *veratrum* est continué).

Trois heures. Le malade est calme, il n'y a pas eu de selles
depuis dix heures du matin ; le refroidissement a cédé ; on croit
devoir éloigner les doses de *veratrum*.

Quatre heures. Une selle abondante et liquide, vomissements
verdâtres. On reprend *veratrum*.

De quatre à cinq heures deux autres selles, *veratrum*.

Six heures. Douce chaleur. Respiration bonne. La cyanose
tend à s'effacer. Soif vive. Le malade demande à sortir. Pouls
sensible de quatre-vingt-quinze à cent pulsations.

*Veratrum* est continué de deux en deux heures.

Pendant la nuit il n'y a pas de vomissement ; une seule selle,
couleur et consistance de purée ; émission d'urine, le pouls se

relève, devient assez fort et se maintient régulier; chaleur bonne, respiration régulière. La cyanose est presque complétement effacée; la soif est vive, mais le malade est moins agité. Le 8 septembre, à la visite du matin, nous constatons avec bonheur cette amélioration soutenue. Tout remède est supprimé.

Bouillon de poulet.

Le malade continue à aller mieux jusqu'à dix heures; mais, à dater de ce moment, plusieurs selles coup sur coup, jaunâtres, mais liquides; le *veratrum* est remis à l'usage. En même temps que les selles se renouvelaient, le pouls tendait à s'effacer de nouveau, la chaleur baissait. Après deux doses de *veratrum*, état meilleur.

Le soir nous sommes satisfaits.

La nuit du 8 au 9 septembre est bonne.

Nous constatons, le matin, une seule selle, mais avec urine; le pouls, quoique faible, est régulier, la chaleur est douce, égale partout; la respiration est libre, la cyanose a tout à fait disparu; seulement le malade est tourmenté par la soif, et il est agité. *Arsenic*, bouillons.

Le 10, le 11, le mieux se soutient; le régime est progressivement augmenté.

Le malade sort guéri le 12 septembre.

De telles guérisons furent trop rares sans doute pour compenser la douleur que vous avez ressentie à m'entendre vous énumérer des histoires de maladies qui se ressemblaient si bien par leurs symptômes, et qui, par cette même raison, devaient toutes aboutir à la même terminaison, la mort! Mais, pouvais-je vous soustraire à ce douloureux spectacle? je parle à des médecins qui ne pouvaient se contenter de nos propres impressions et qui devaient juger par eux-mêmes des réalités que nous avions à combattre.

Sans doute, vous nous avez fait l'honneur de croire à notre véracité dans le récit de nos observations rigoureusement recueillies; vous nous estimez assez pour être bien convaincus que, à votre exemple, rien ne saurait nous faire transiger avec la vérité; mais d'aucuns, par position au moins, pourraient nous accuser d'avoir, à plaisir, et dans l'intérêt de notre cause, exagéré la gravité de nos malades au moment où nous en prenions possession. Ici encore notre réponse est sans réplique et nous pouvons sans crainte affronter cette injurieuse objection.

Sous des apparences scientifiques et à l'abri des formes les plus parlementaires, nous étions à chaque pas contrôlés dans nos salles, et de ce contrôle nous avons en main la preuve ; la voilà :

Les observations de tous nos malades ont été rédigées, en dehors de notre concours, par M. le premier chirurgien, chef interne de l'Hôtel-Dieu. Communication de ce travail nous a été faite plus tard par l'administration elle-même (ainsi que le prouve sa lettre du 24 septembre, lettre qui est ici déposée). On peut comparer cette rédaction avec la nôtre ; il y a entre elles une telle similitude que nous défions qu'on trouve chez nous un seul symptôme qui ne se retrouve également exprimé et dans les mêmes termes sous la plume de nos adversaires. Ceci ajoute singulièrement à la force de notre argumentation et honore l'impartialité, dans cette circonstance, de M. le premier chirurgien, chef interne. Nous avons trop souffert de l'injustice des hommes pour ne pas éprouver le besoin d'être justes envers tout le monde.

Je disais tout à l'heure, à propos de notre troisième journée, qu'il s'en était fallu de peu que nous fussions plus mal partagés ; voici comment : Le matin de très-bonne heure, cinq heures environ, deux hommes entrent dans notre salle, y prennent le brancard et se disposent à nous porter un nouvel entrant. Je les suis ; le brancard s'arrête devant le n° 47 de la salle des fiévreux. Dans ce lit gisait un cholérique agonisant. Je refuse ce malade ; madame la supérieure de la salle insiste pour que les ordres reçus soient ponctuellement exécutés ; je proteste avec plus d'énergie, car, vous l'avouerez avec nous, nous ne pouvions consentir éternellement à couvrir de notre responsabilité les décès de l'Hôtel-Dieu ; plus tard, M. le chirurgien, chef interne, intervient ; il affirme qu'il a fait pendant la nuit même une visite dans cette salle et que ce malade ne présentait pas la moindre apparence cholérique ; je n'en persiste pas moins à regarder le malade comme irrévocablement perdu, et, en effet, notre discussion continuait encore que la nécessité d'un certificat de décès me donnait raison. Et d'un de plus qu'il nous eût fallu enregistrer sans notre résistance plus que légitime; mais ce n'est pas tout. Nous promenant dans cette même salle des fiévreux, en compagnie de M. le chirurgien, chef interne, à la suite des débats provoqués par le n° 47, nos yeux s'arrêtent involontairement sur trois malades que l'on ne juge pas, en conscience, suffisamment atteints par l'épidémie pour pouvoir figurer dans un service de cholériques, et moi, je les trouvai déjà si cruellement frappés et depuis si long-temps que je déclarai m'opposer à ce qu'on les reçût dans le cas où l'on se déciderait à nous les donner; mes prévisions ne se réalisèrent que trop : ces trois malades étaient morts dans la journée. Vous les verrez figurer dans le tableau synoptique que je vous remets ici, que je dois à l'administration, et qui re-produit fidèlement les admissoins et les décès cholériques de l'Hôtel-Dieu du 26 juillet au 13 octobre 1855.

Ce même tableau fait encore mention d'un décès qui nous fut épargné par la précipitation avec laquelle il arriva ; celui d'un prisonnier enfermé au Palais de Justice, distant de l'Hôtel-Dieu de deux cents pas et qui fut évacué de sa prison si tard, que la mort arriva dans le trajet. Sans tous ces hasards, qui, cette fois au moins, nous furent favorables, au lieu de 7 admis-sions, nous aurions bien pu en compter 12, ce qui nous eût donné 11 décès, car il est facile de voir, au train dont on y allait, que le chiffre des admissions pouvait être grossi indéfi-niment, sans que nous eussions, avec cela, plus de chance d'éle-ver le chiffre des guérisons.

Vaincus par ces motifs et par d'autres, que je réduirai à trois chefs pour vous éviter une fatigue inutile :

1° Absence totale d'élèves et d'infirmiers;

2° Insuffisance de ressources matérielles, de couvertures de laine, par exemple, toujours promises à nos pressantes solli-citations et toujours ajournées;

3° Lassitude extrême de quelques amis de l'homœopathie, notre unique soutien, qui avaient bien eu le courage d'affronter l'infection de l'Hôtel-Dieu, mais qui ne pouvaient plus consen-tir à nous aider, sans relâche, de leurs veilles et de leurs bras ;

Vaincus, dis-je, par ces obstacles, qui, ajoutés à tant d'autres, paralysaient notre bonne volonté, nous résolûmes de nous retirer après le troisième jour.

Nous étions à bout de forces et de patience :

A bout de forces : Savez-vous bien, en effet, que depuis le 3 septembre jusqu'au 7 inclusivement, c'est-à-dire pendant cinq jours consécutifs, au détriment de notre santé, au mépris de nos familles, de nos amis, qui réclamaient ailleurs notre présence, mes collègues et moi, nous avons été sur pied la nuit et le jour, quittant à peine nos salles de l'Hôtel-Dieu, tant nous avions à cœur le succès de notre entreprise? Un élève, un seul élève nous avait été donné au début, et les forces avaient trahi sa bonne volonté : il était malade ; un infirmier, un seul, avait été attaché au service des hommes, et celui-là avait depuis longtemps cédé au besoin de repos ; nos encouragements l'avaient à peine stimulé vingt-quatre heures de plus, et, après cela, nous nous trouvâmes réduits à la collaboration d'un convalescent de rhumatisme, qui se prêta à passer la nuit avec nous. Collaboration ! Oui, messieurs, le mot est vrai sans figure de rhétorique, sans hyperbole ; dans ce drame horrible, qui n'a fait que trop de bruit, nous ne fûmes pas seulement médecins d'un zèle et d'un dévouement irréprochables ; par charité, nous nous fîmes infirmiers. Vous eussiez pu voir ce digne vétéran de l'homœopathie française, ici présent, M. le docteur Sollier, avec ses soixante ans d'âge, debout, toute la nuit, d'une main arrachant à la matière médicale ses plus mystérieuses puissances, et, de l'autre, se prêtant aux soins les plus infimes de huit ou dix malades cholériques agonisants.

Avec de pareils états de service, on peut se permettre de laisser expirer la calomnie sans se croire obligés de la relever ou de la confondre, et c'est ce que nous voulions faire, tous mes collègues et moi ; mais on a donné à notre prétendue défaite un si long retentissement, que, malgré notre répugnance à parler de nous, il a bien fallu, pour notre honneur, descendre encore une fois sur ce champ de bataille où, pour laisser des vaincus, si l'on en veut absolument, il faudra bien se résigner à aller les chercher partout ailleurs que chez nous.

Publier sans commentaires que, sur 26 malades choléri-

ques, l'homœopathie en avait perdu 21; c'était assurément
soulever contre nous la colère de tous ceux qui, par impuissance ou par mauvaise volonté, devaient ne pas prendre la
peine d'interroger nos travaux; mais la loyauté n'a-t-elle donc
rien perdu à cette manœuvre, à ce coup de théâtre? 21 morts
sur 26! Le chiffre est douloureux sans doute; mais, que nos
amis se rassurent, l'homœopathie n'en est pas responsable,
nous l'avons surabondemment prouvé. — 21 sur 26! le chiffre
n'est pas même nouveau. Dans ce même Hôtel-Dieu, durant la
même épidémie, la médecine officielle est plus d'une fois mon-
tée à ce niveau; elle l'a même dépassé sans que pour cela elle
ait jamais songé le moins du monde à se suicider.

Prouvons-le, le registre de l'administration à la main :

Du 26 juillet au 1er août, 7 admissions, 7 morts.
Le 2 août,                     3     —      2  —
Les 6, 7, 9 août,              4     —      4  —
Le 17 août,                    5     —      4  —
Les 20, 21, 22 août,           4     —      4  —
Le 1er septembre,              5     —      4  —

Ainsi, avant nous; — et après nous :

Le 8 septembre,       12     —      7  —
Le 9      —           16     —     10  —
Le 11     —           12     —      8  —
Le 15     —           17     —     14  —
Le 16     —           17     —     12  —
Le 17     —            6     —      4  —
Le 18     —           22     —     14  —
Le 20     —            9     —      6  —
Le 23     —           12     —     10  —
Le 24     —            6     —      5  —
Le 29     —           11     —      8  —

Après cela est-on bien avisé de nous condamner sans nous
entendre et de jeter devant le chiffre de nos trois journées un
cri d'alarme si prolongé?

A notre plus mauvais jour, le 3 septembre, nous avons perdu

9 malades sur 12; mais l'épidémie sévissait alors dans toute sa rigueur, et nous n'avions fatalement en partage que les malades les plus graves. Vingt jours après, quand l'épidémie était évidemment à son déclin, quand il est rigoureusement possible que plusieurs malades dans le nombre ne fussent que faiblement atteints, l'allopathie, si fière de ses succès, faisait-elle mieux que nous? Non; sur 12 admissions, le 23 septembre, elle comptait 10 décès. Un de plus que nous.

Ceci ne corrobore guère les affirmations d'une certaine lettre qui a reçu une déplorable publicité, grâce à l'empressement et à la multitude de voix qui sont toujours prêtes à se faire entendre contre nous; mais il faut reconnaître que les chiffres que nous mettons en avant, nous, sont des chiffres officiels, rigoureusement vrais, tandis que ceux énoncés par l'auteur de la lettre sont purement imaginaires. Cet honorable confrère s'est abstenu de visiter nos salles, et nous ne sachions pas qu'il ait plus assidûment suivi les services de l'Hôtel-Dieu avec lesquels il lui a plu de nous mettre en parallèle. Or il a parlé sans connaissance de cause de faits qui lui sont totalement étrangers. Donc, au lieu d'être cru sur parole, il aurait dû être débouté de ses prétentions d'historien.

Si seulement avant d'écrire il s'était donné la peine de puiser à une source irréprochable les documents nécessaires, il n'aurait pas commis l'inconcevable faute d'avancer que, *pendant le même laps de temps* (le temps de notre séjour à l'Hôtel-Dieu), sur 25 malades il n'en était mort que 11 dans les services allopathiques.

Les deux chiffres de 11 et de 25 sont également inexacts.

Les trois jours correspondant aux nôtres ne peuvent être que les 4, 6 et 8 septembre, puisque nous avons débuté les premiers et que nous avions duré le 3, le 5 et le 7. Pendant ces six jours, ont été déclarés 57 cholériques (voir les registres de l'Hôtel-Dieu, dont l'extrait officiel est ici consigné); de 57 ôtez les 26 qui nous concernent, reste 31. — Sur ces 31, 13 ont guéri et 18 sont morts; donc, l'allopathie a perdu 18 malades sur 31, au lieu de 14 sur 25.

Voilà la vérité. Et, à présent, fût-il vrai que dans nos salles, les 3, 5 et 7 septembre, il fût mort plus de cholériques que les 4, 6 et 8 dans les autres services, cela ne prouverait rien contre nous. De l'inégalité de la mortalité parmi des malades inégalement répartis, que peut-on conclure avec justice? Rien ; si ce n'est qu'il reste à déterminer la raison de cette inégalité même. Ces imprudents, qui, à l'occasion de nos trois malheureuses journées, ont exalté bien haut la supériorité des traitements allopathiques, n'ont pas compris qu'ils rendaient à chacun cette supériorité bien contestable en prétendant l'établir sur un calcul de trois jours. Pour nous confondre vraiment, il aurait fallu guérir avant nous et après nous, et c'est ce qui n'a pas été fait. L'opinion publique est suffisamment édifiée au sujet des guérisons allopathiques dans le choléra, et l'Hôtel-Dieu de Marseille ne fait pas malheureusement exception à la règle générale.

Le 13 octobre, il comptait 482 entrées, 285 morts; plus de la moitié ; 156 guérisons et 41 en traitement.

Nous renonçons, pour notre part, à concilier ces chiffres avec ceux de 14 guérisons sur 23, et nous concluons :

1° La malveillance a répandu les plus graves erreurs sur l'origine et sur les conséquences de l'appel, honorable en principe, qui a été adressé aux médecins homœopathes de Marseille dans le choléra de 1855.

2° On n'a pas même réfléchi que ce n'était pas dans trois jours que l'on pouvait juger une thérapeutique quelconque, et que, par conséquent, notre séjour à l'Hôtel-Dieu avait été de trop courte durée pour autoriser raisonnablement une conclusion scientifique.

3° Pour être correct, pour ne pas offenser les premières lois de l'équité, il aurait fallu tenir compte du milieu dans lequel nous avions été placés, et de ce soin on s'est abstenu avec une extrême réserve.

4° On a insinué que notre retraite avait été un aveu d'impuissance, et elle était, au contraire, une protestation.

5° Tous les chiffres posés sont inexacts.

6° Enfin, les faits ont été dénaturés à ce point qu'on leur a donné une signification toute différente de celle qu'ils ont en vérité. On a prétendu qu'ils constituaient un rude échec pour l'homœopathie; non, messieurs, il n'en est rien : nous avons combattu dans les plus mauvaises conditions, et, malgré cela, nous jetons avec confiance dans le plateau de la balance cinq guérisons telles que nous sommes encore à en attendre de pareilles de la part de nos détracteurs.

Un dernier mot, et celui-ci s'adresse exclusivement à la presse homœopathique allemande. La *Gazette de Leipsick* a prétendu expliquer nos décès par le choix que nous aurions fait des hautes dilutions. — Les dilutions que nous avons exclusivement employées ont toutes été choisies de 6 à 30.

### PIÈCES JUSTIFICATIVES.

1° Vingt-six observations recueillies au lit des malades.

2° Les mêmes observations rédigées par M. le chirurgien chef interne.

3° La lettre de M. le maire de Marseille, en date du 31 août 1855.

4° La lettre de l'Administration des hospices civils de Marseille, en date du 24 septembre, qui accompagne le travail de M. le chirurgien chef interne.

5° Le tableau délivré par l'Administration elle-même des malades cholériques admis à l'Hôtel-Dieu du 26 juillet au 13 octobre 1855.

6° Le rapport que nous avons adressé à M. le maire de Marseille, en date du 1er octobre.

7° Le numéro de la *Gazette des hôpitaux* qui renferme la lettre du docteur Bouquet.

8° Copie d'une réponse adressée par le docteur Chargé à la *Gazette des hôpitaux*, en date du 1er octobre; réponse qui n'a pas été publiée.

9° Un des journaux étrangers qui reproduit la lettre de M. le docteur Bouquet.

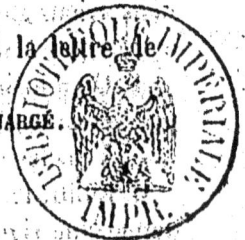

Dr CHARGÉ.

PARIS. — IMP. SIMON RAÇON ET COMP., 1, RUE D'ERFURTH.

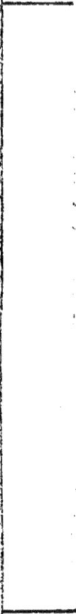

www.ingramcontent.com/pod-product-compliance
Lightning Source LLC
Chambersburg PA
CBHW070720210326
41520CB00016B/4410